图书在版编目(CIP)数据

出发，去刷牙 /（美）张野著；刘思思，蘑大菇绘. — 北京：北京科学技术出版社，2019.11
ISBN 978-7-5714-0493-2

Ⅰ.①出… Ⅱ.①张… ②刘… ③蘑… Ⅲ.①牙 – 保健 – 儿童读物 Ⅳ.①R78–49

中国版本图书馆CIP数据核字（2019）第211434号

出发，去刷牙

作　　者：〔美〕张　野	绘　　者：刘思思　蘑大菇
策划编辑：代　冉　阎泽群	责任编辑：张　芳
责任印制：李　茗	统　　筹：邓碧莹
出版人：曾庆宇	出版发行：北京科学技术出版社
社　　址：北京西直门南大街16号	邮政编码：100035
电话传真：0086-10-66135495（总编室）	0086-10-66113227（发行部）
0086-10-66161952（发行部传真）	
电子信箱：bjkj@bjkjpress.com	网　　址：www.bkydw.cn
经　　销：新华书店	印　　刷：北京捷迅佳彩印刷有限公司
开　　本：889mm×1194mm　1/16	印　　张：2.25
版　　次：2019年11月第1版	印　　次：2019年11月第1次印刷
ISBN 978-7-5714-0493-2/R · 2670	

定价：39.00元

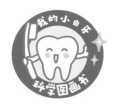

出发，去刷牙

〔美〕张　野◎著　　刘思思　蘑大菇◎绘

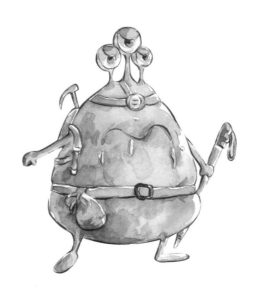

北京科学技术出版社

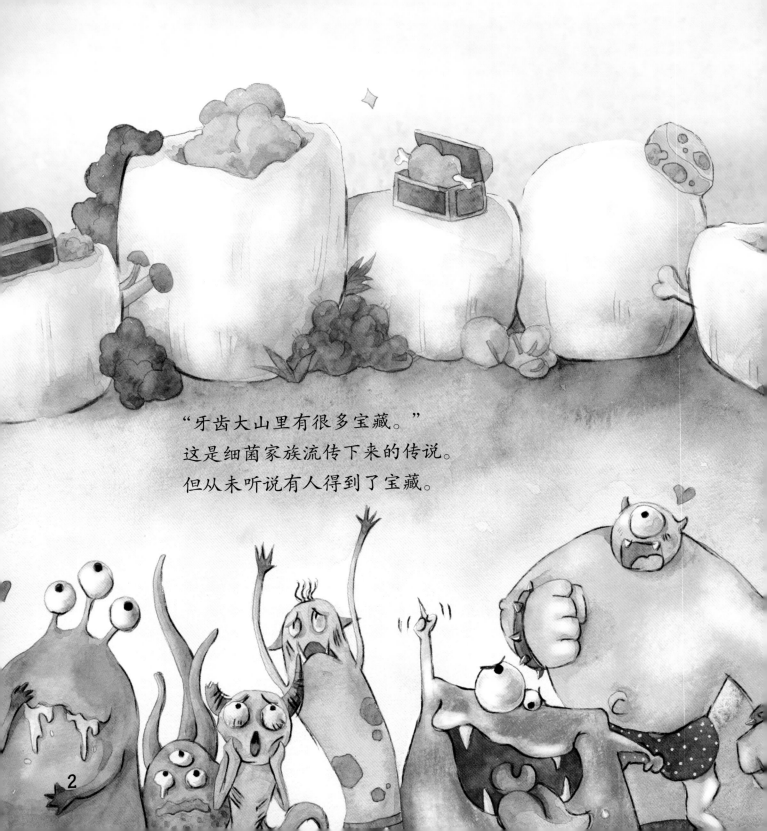

"牙齿大山里有很多宝藏。"
这是细菌家族流传下来的传说。
但从未听说有人得到了宝藏。

2

细菌的繁衍速度很快，
它们的家族日益兴旺。
但这也导致每个细菌能分到的食物越来越少，
它们出现了营养不良。
如果它们可以得到那些宝藏了，
那么一切都将不一样。

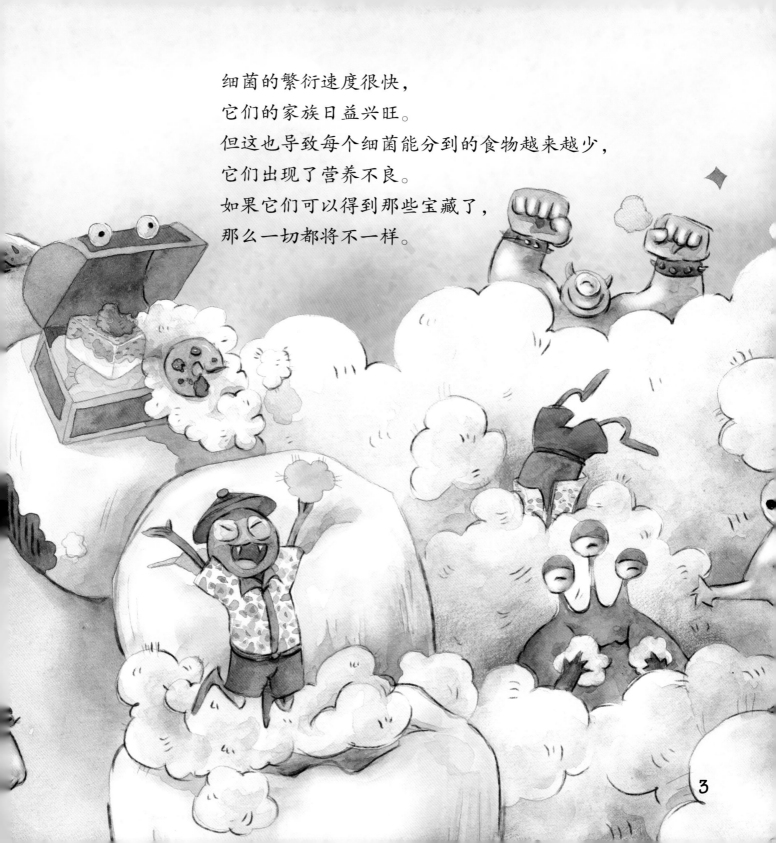

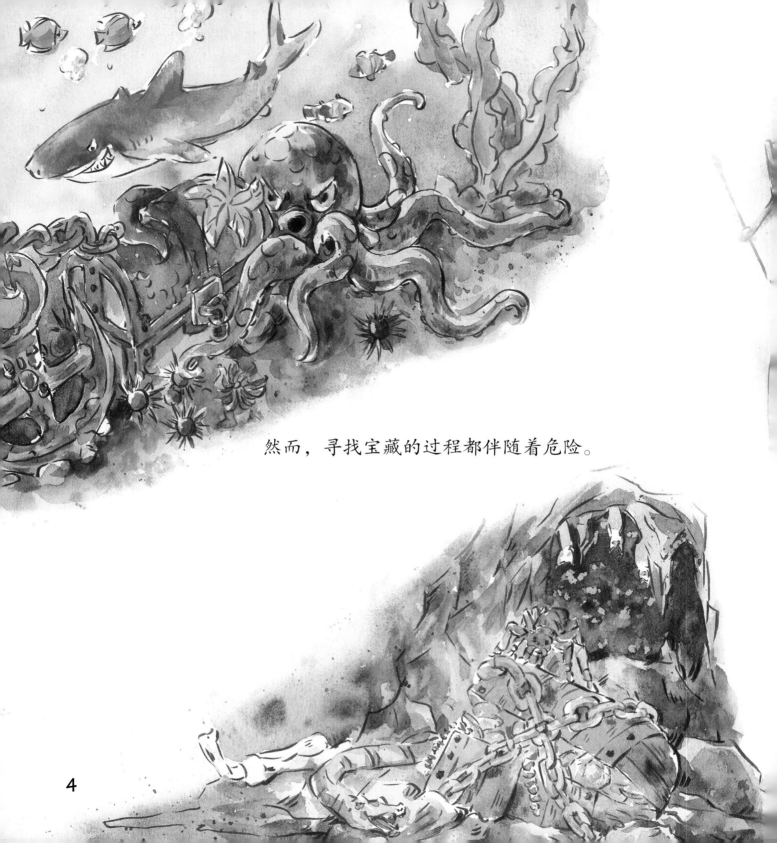

然而，寻找宝藏的过程都伴随着危险。

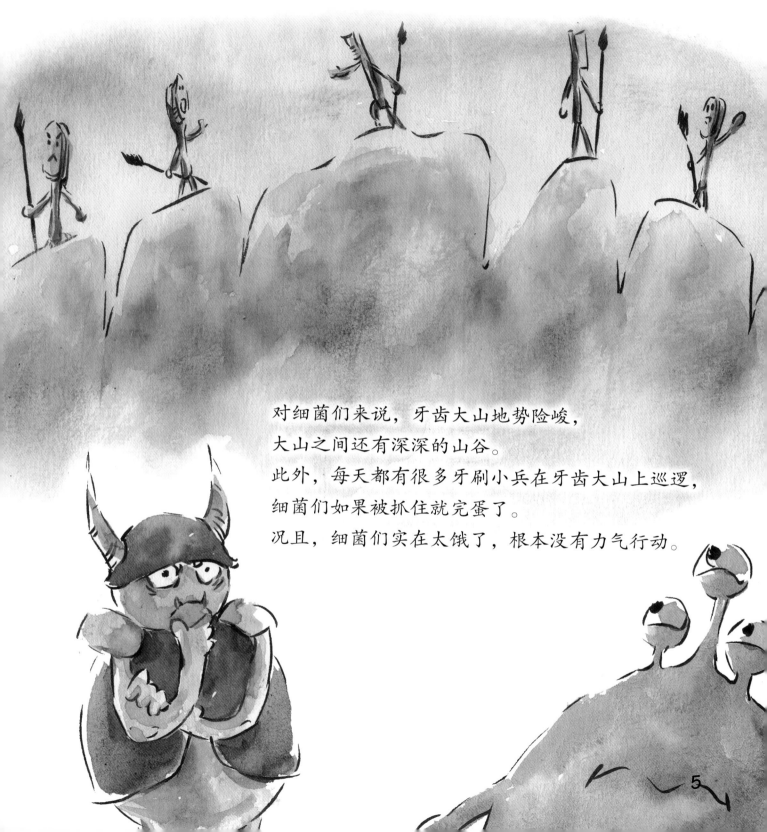

对细菌们来说，牙齿大山地势险峻，
大山之间还有深深的山谷。
此外，每天都有很多牙刷小兵在牙齿大山上巡逻，
细菌们如果被抓住就完蛋了。
况且，细菌们实在太饿了，根本没有力气行动。

5

不过，事情出现了转机。
它们发现了一大块糖。
"这是最好吃的东西！"一个细菌兴奋地说。
其他细菌也都拼命点头，
急忙朝嘴里塞糖粒。
这块糖让它们充满了力量。
它们决定正式启动酝酿了很久的寻宝计划。

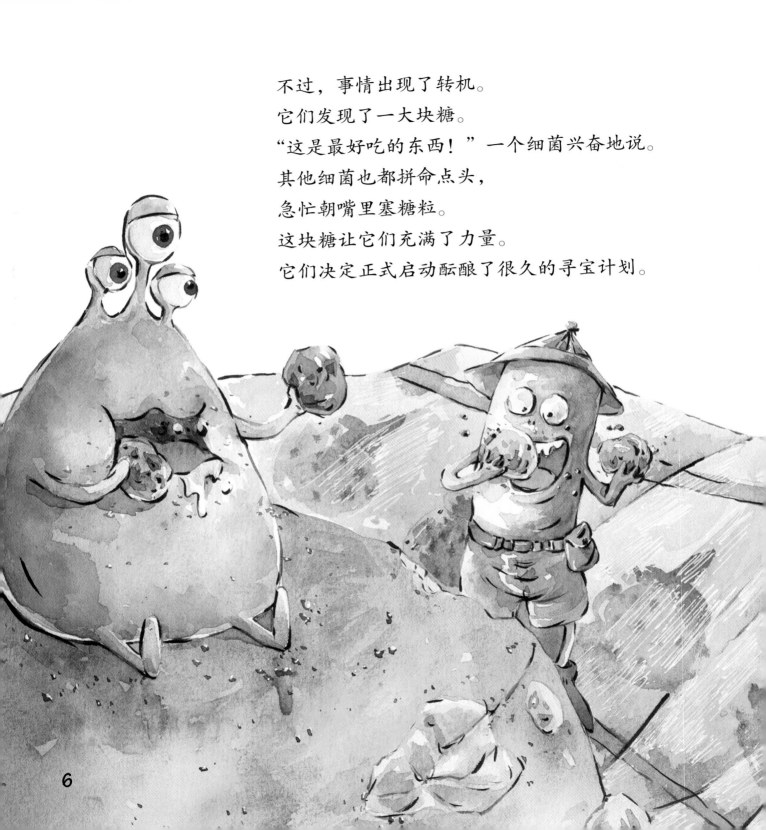

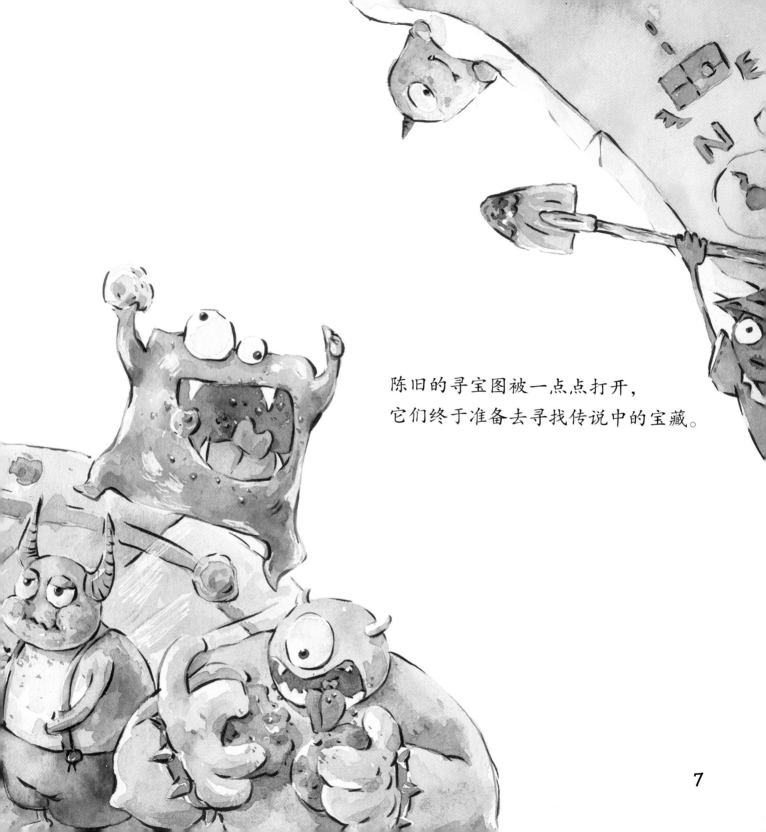

陈旧的寻宝图被一点点打开，
它们终于准备去寻找传说中的宝藏。

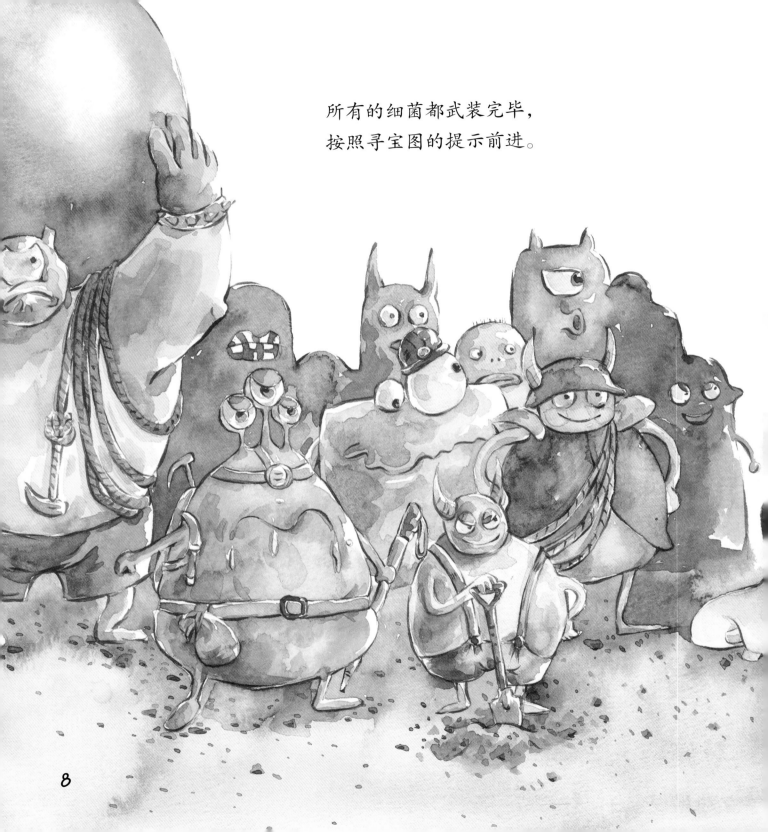

所有的细菌都武装完毕，
按照寻宝图的提示前进。

8

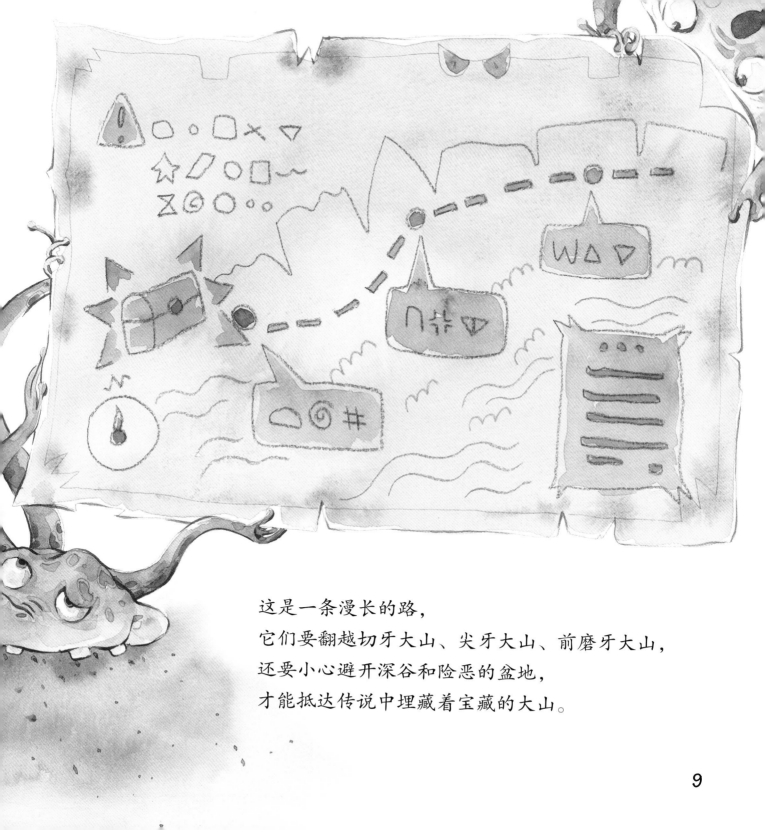

这是一条漫长的路，
它们要翻越切牙大山、尖牙大山、前磨牙大山，
还要小心避开深谷和险恶的盆地，
才能抵达传说中埋藏着宝藏的大山。

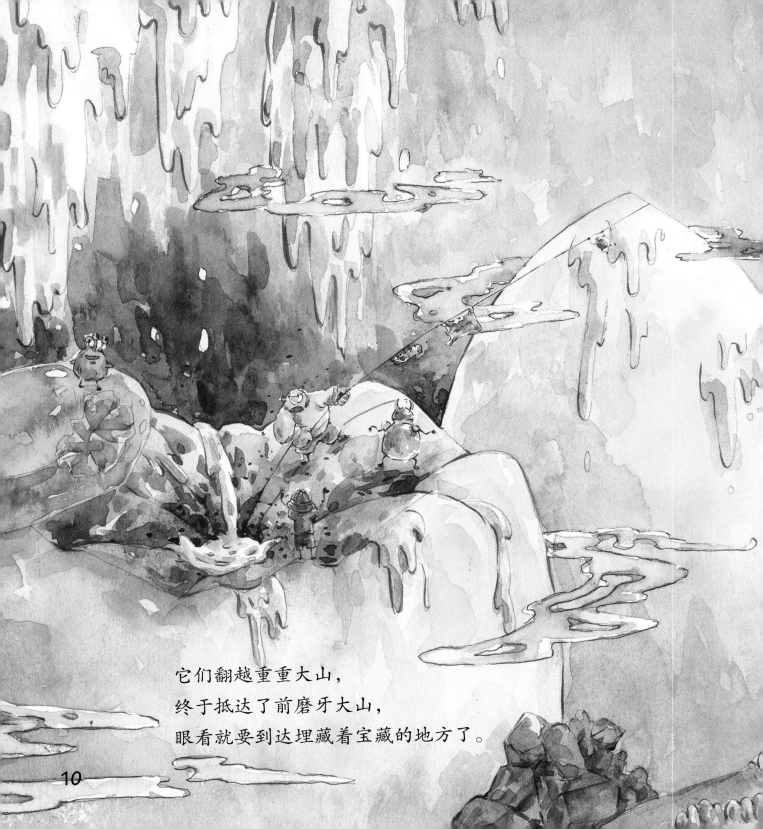

它们翻越重重大山，
终于抵达了前磨牙大山，
眼看就要到达埋藏着宝藏的地方了。

10

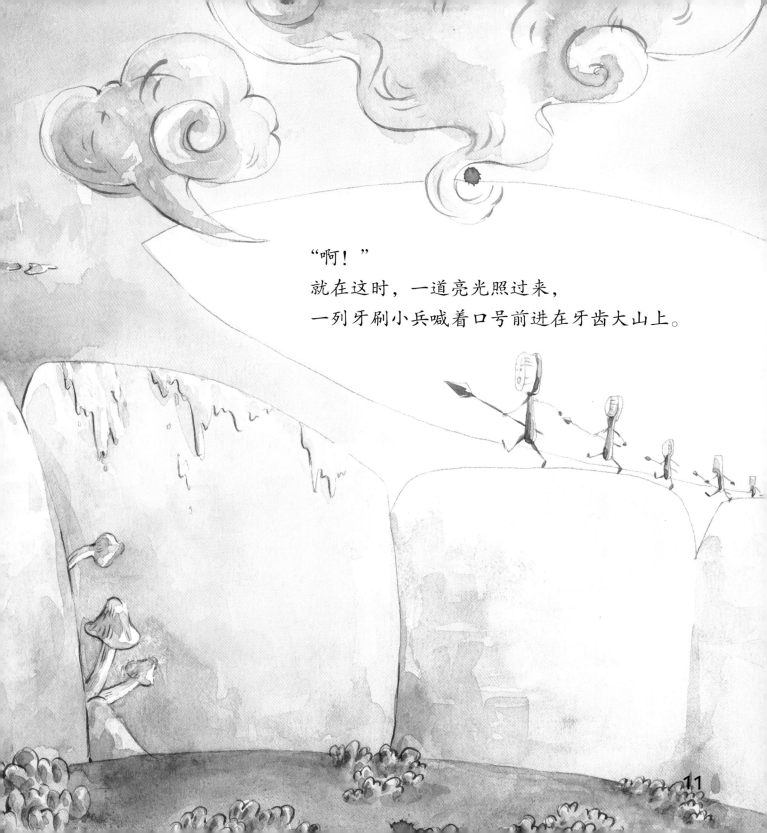

"啊！"
就在这时，一道亮光照过来，
一列牙刷小兵喊着口号前进在牙齿大山上。

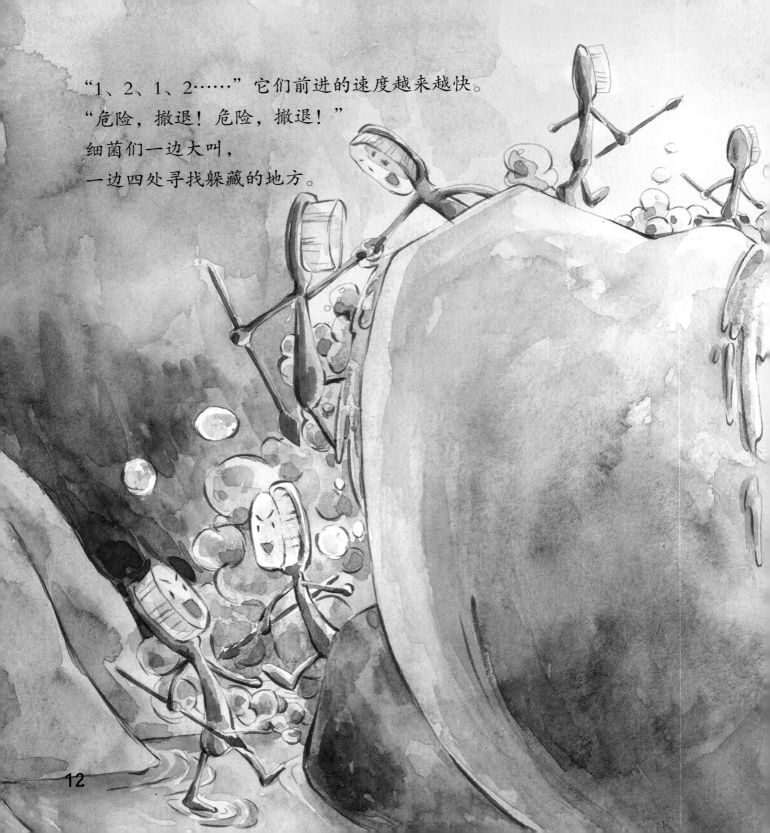

"1、2、1、2……"它们前进的速度越来越快。
"危险，撤退！危险，撤退！"
细菌们一边大叫，
一边四处寻找躲藏的地方。

很多细菌在慌乱中跌进了深谷，
有些动作敏捷的细菌则迅速躲到了大山的背面。

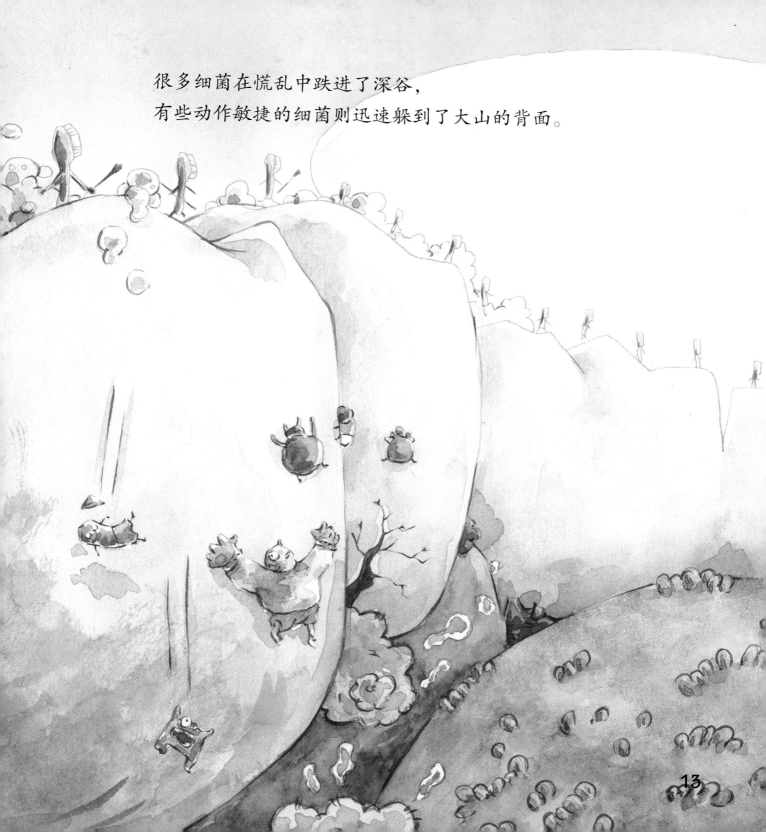

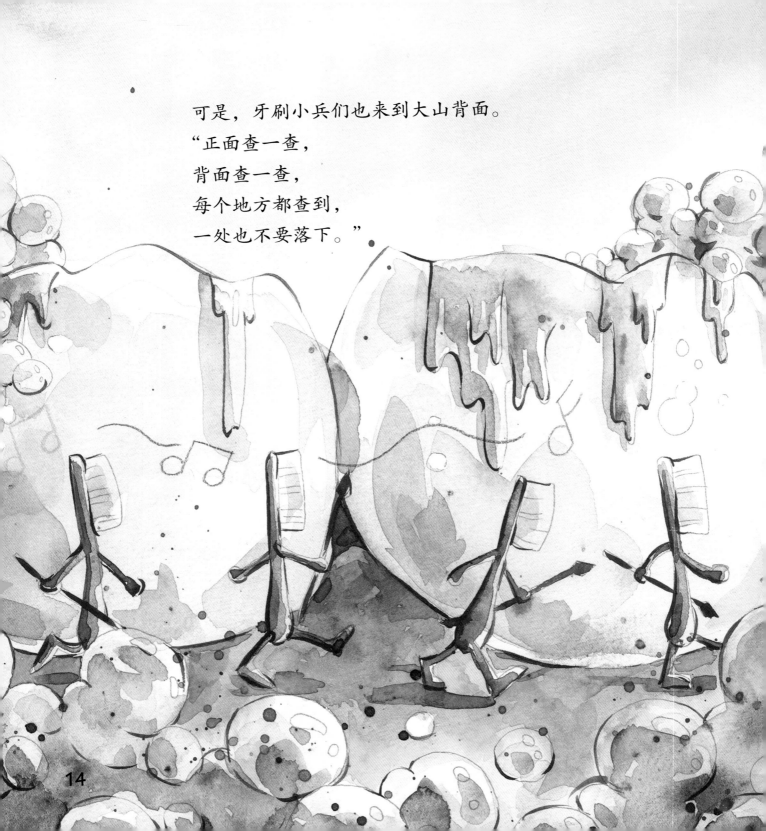

可是，牙刷小兵们也来到大山背面。
"正面查一查，
背面查一查，
每个地方都查到，
一处也不要落下。"

14

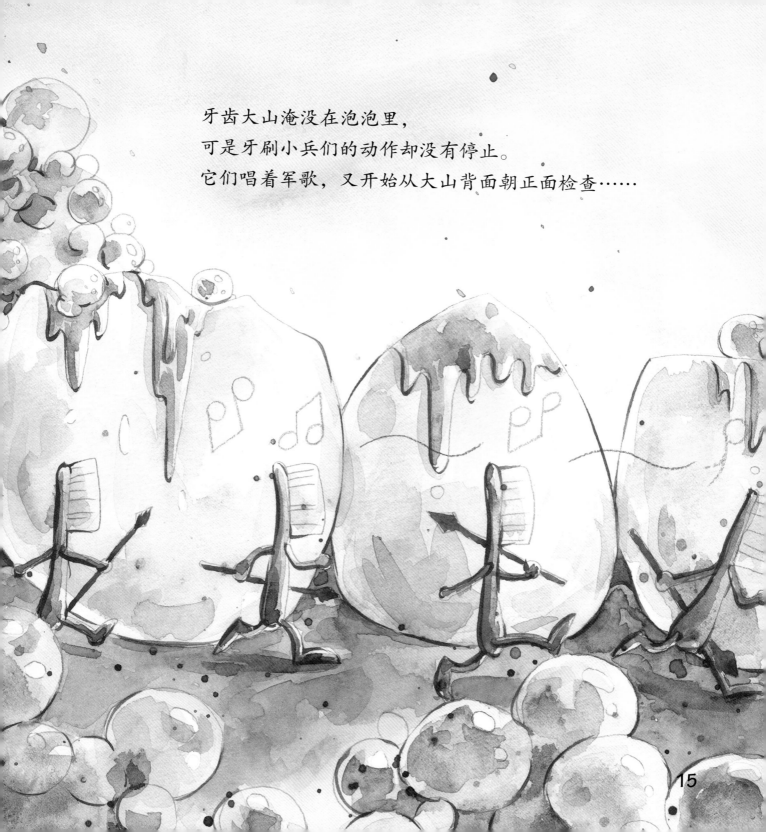

牙齿大山淹没在泡泡里，
可是牙刷小兵们的动作却没有停止。
它们唱着军歌，又开始从大山背面朝正面检查……

15

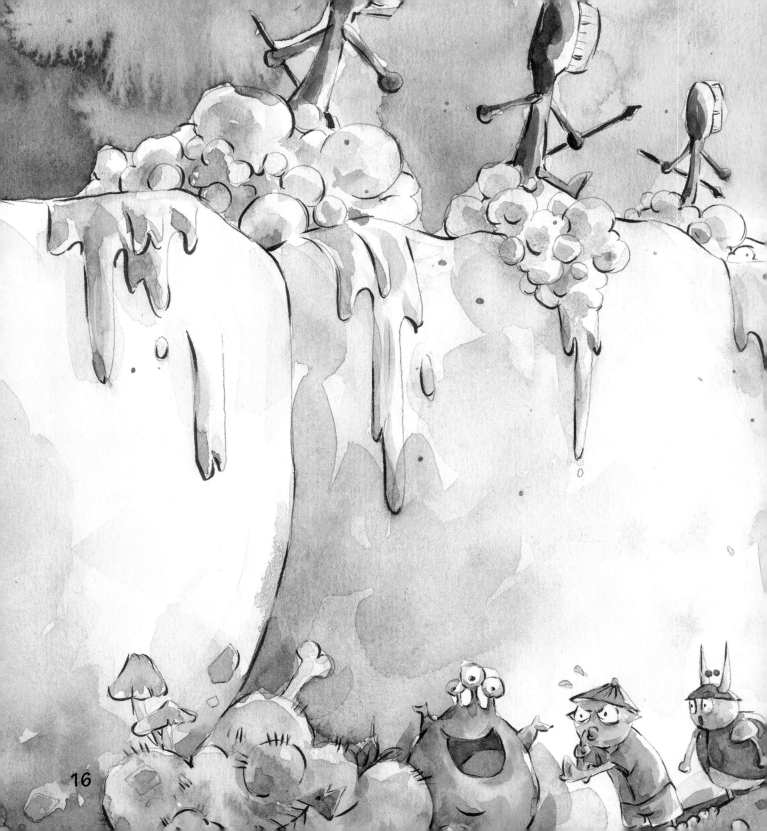

那些不小心掉进深谷里的细菌，
却发现自己成了死里逃生的幸运儿。
这里不仅十分隐秘，还留存着许多食物。
"原来这里才是最舒适的地方。"细菌们兴奋地说。
不过，它们立刻压低了声音，
心惊胆战地看着牙刷小兵们从头顶经过。

终于，牙刷小兵们离开了牙齿大山，一切又恢复了平静。

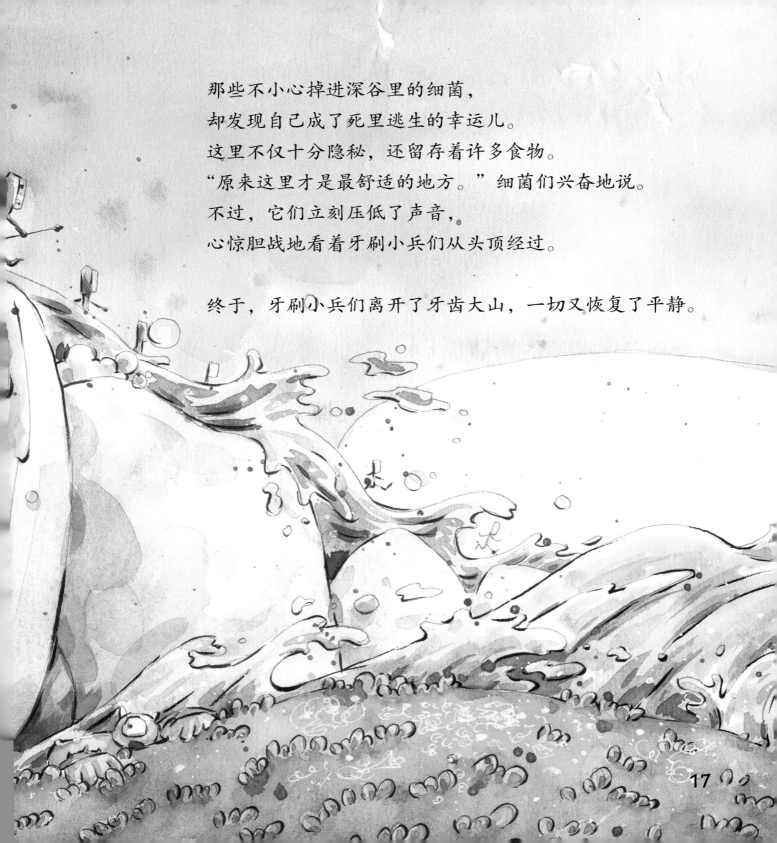

"万岁！"
细菌们准备继续被打断的寻宝行动。

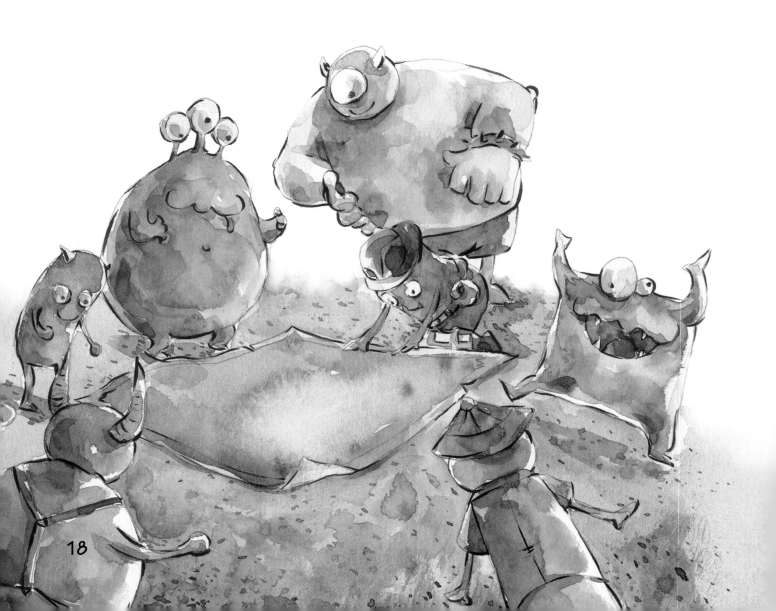

根据地图的指引，

第一步，它们要凿开牙齿大山坚硬的牙釉质，

这需要派出力气最大的细菌；

第二步，它们要挖掘牙齿大山内部的牙本质，

这一层虽然很厚，却比较柔软，它们几乎不费什么力气；

第三步，也是最后一步，它们要全体出动，运走宝藏。

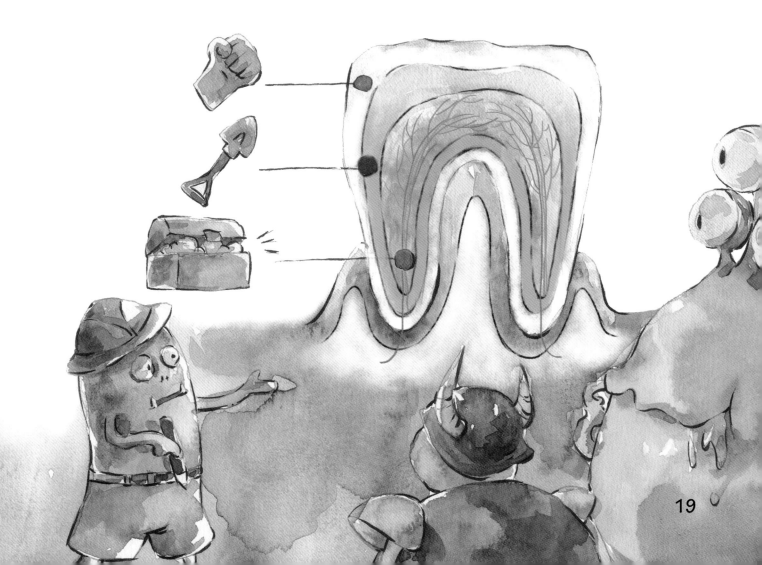

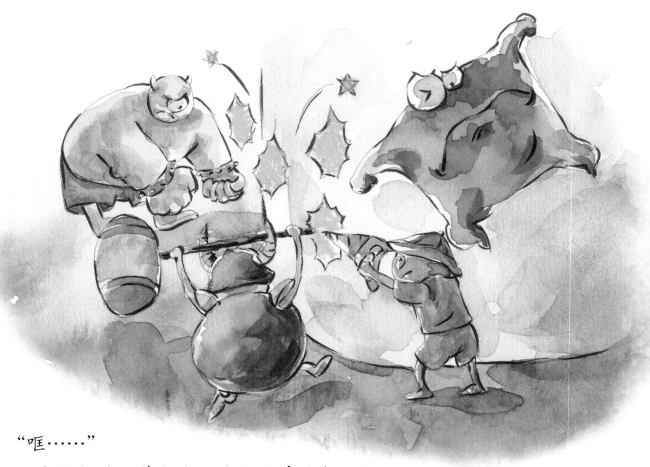

"哐……"
一个强壮的细菌大力士使劲砸着牙齿大山，
发出震耳欲聋的声音。

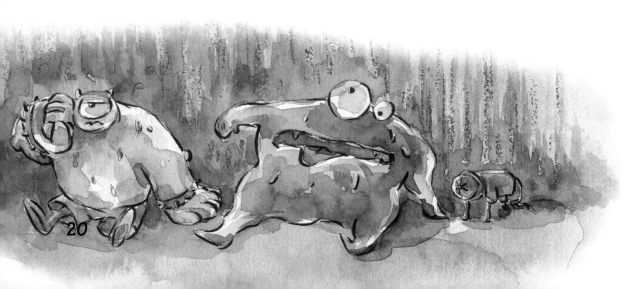

20

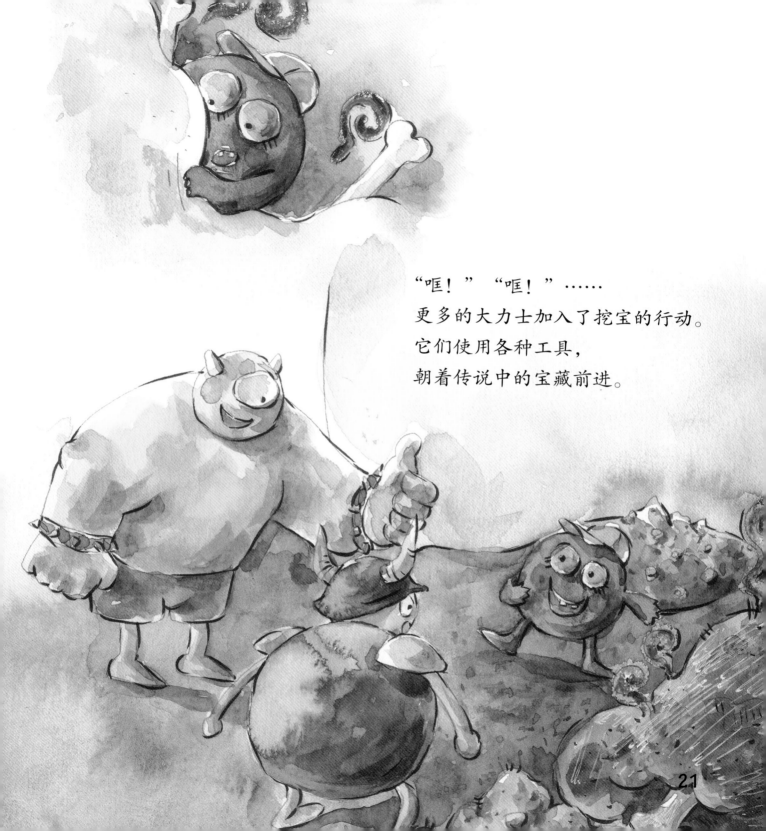

"哐！""哐！"……
更多的大力士加入了挖宝的行动。
它们使用各种工具，
朝着传说中的宝藏前进。

21

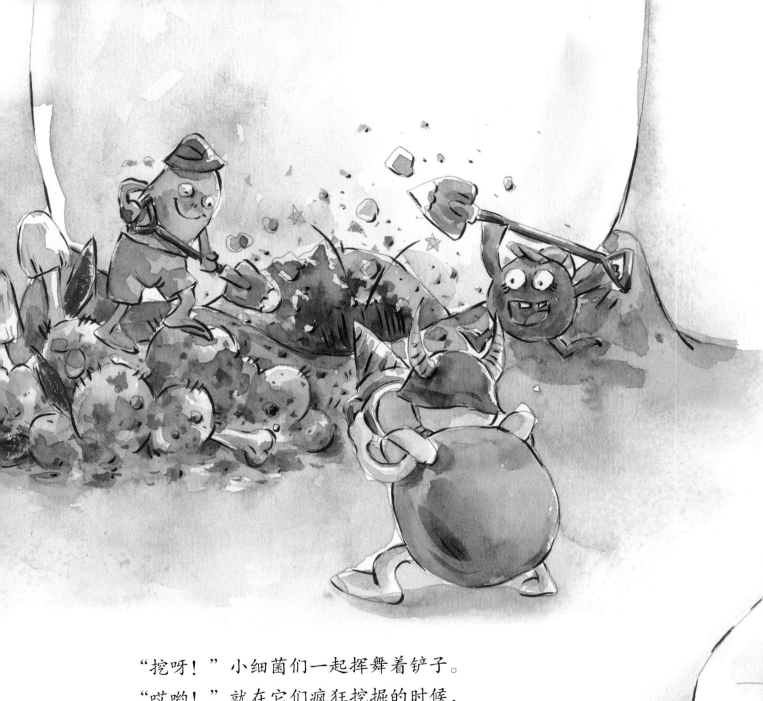

"挖呀！"小细菌们一起挥舞着铲子。
"哎哟！"就在它们疯狂挖掘的时候，
远处传来痛苦的叫声。

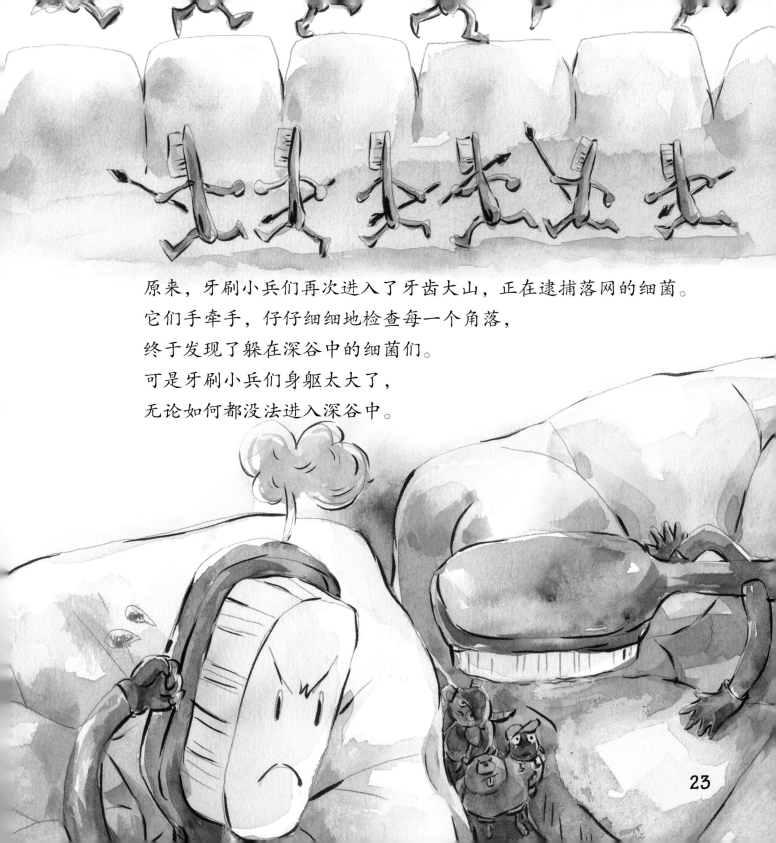

原来，牙刷小兵们再次进入了牙齿大山，正在逮捕落网的细菌。
它们手牵手，仔仔细细地检查每一个角落，
终于发现了躲在深谷中的细菌们。
可是牙刷小兵们身躯太大了，
无论如何都没法进入深谷中。

23

"哈哈，它们进不来，它们拿我们没办法！"
细菌们笑得直打滚，
它们更加肆无忌惮地朝着牙齿大山砸去。
"宝藏！宝藏！"它们边砸边吆喝。

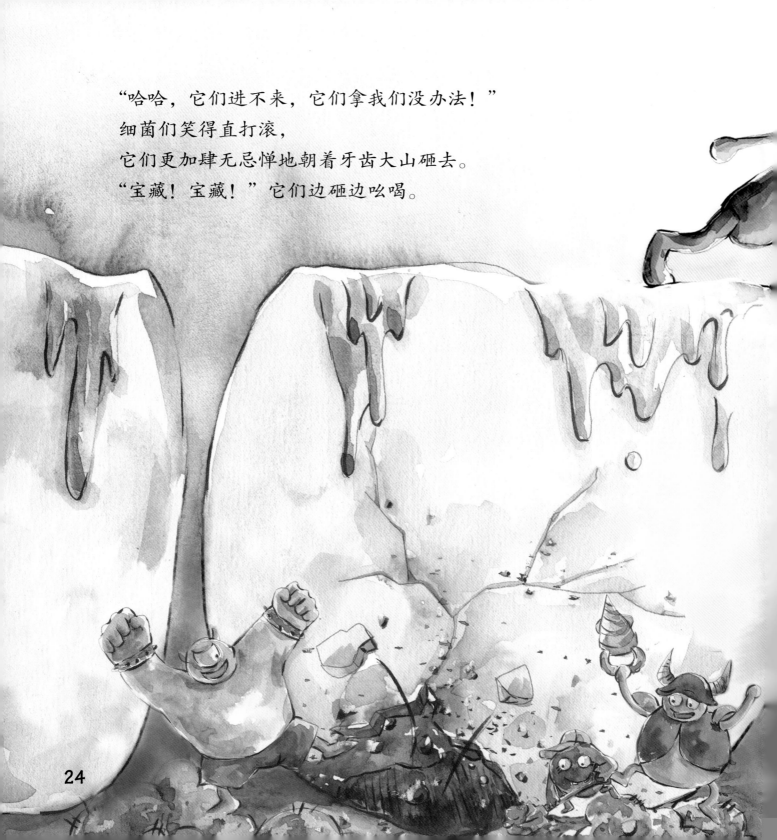

24

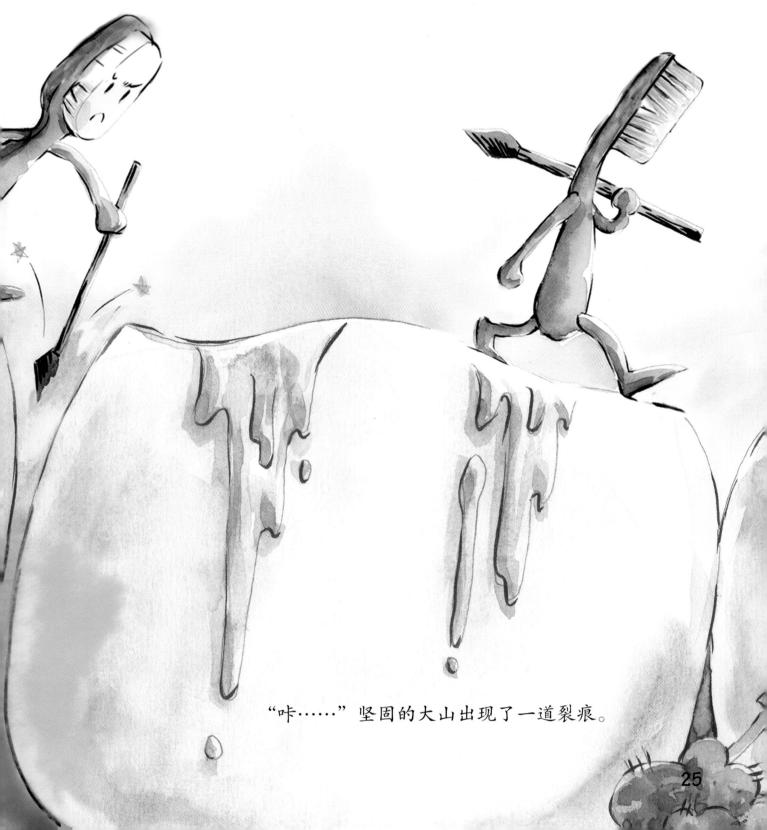

“咔……”坚固的大山出现了一道裂痕。

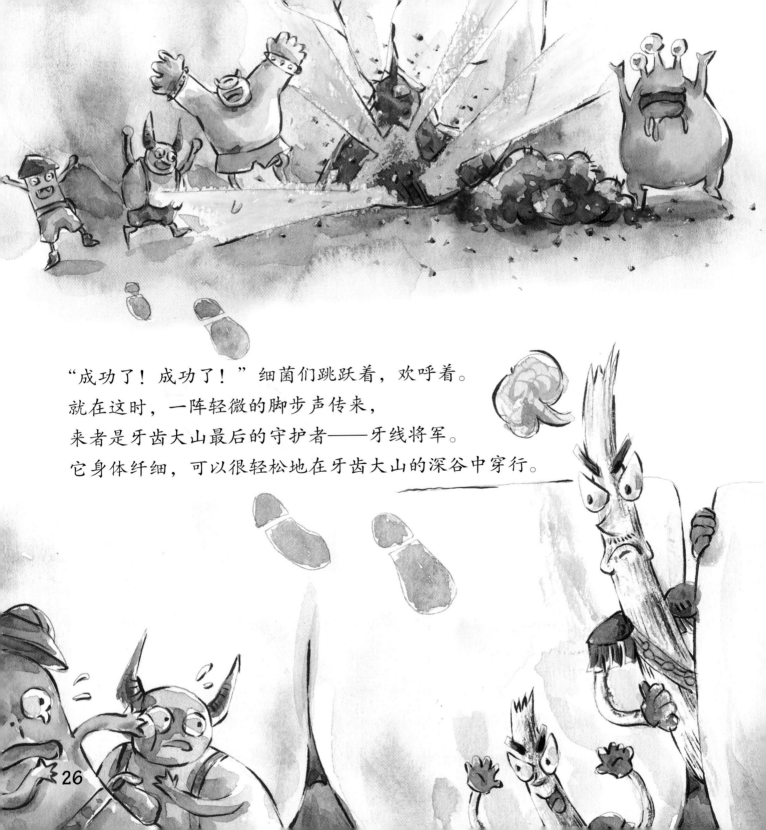

"成功了！成功了！"细菌们跳跃着，欢呼着。
就在这时，一阵轻微的脚步声传来，
来者是牙齿大山最后的守护者——牙线将军。
它身体纤细，可以很轻松地在牙齿大山的深谷中穿行。

26

"走……开！"
细菌们还没反应过来，
就被牙线将军赶出了深谷。

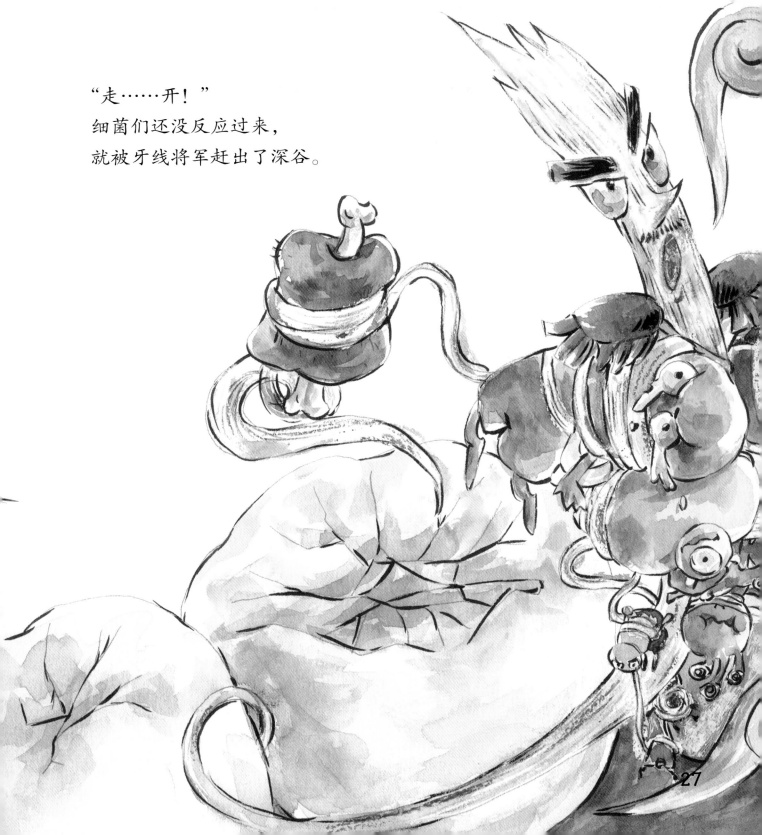

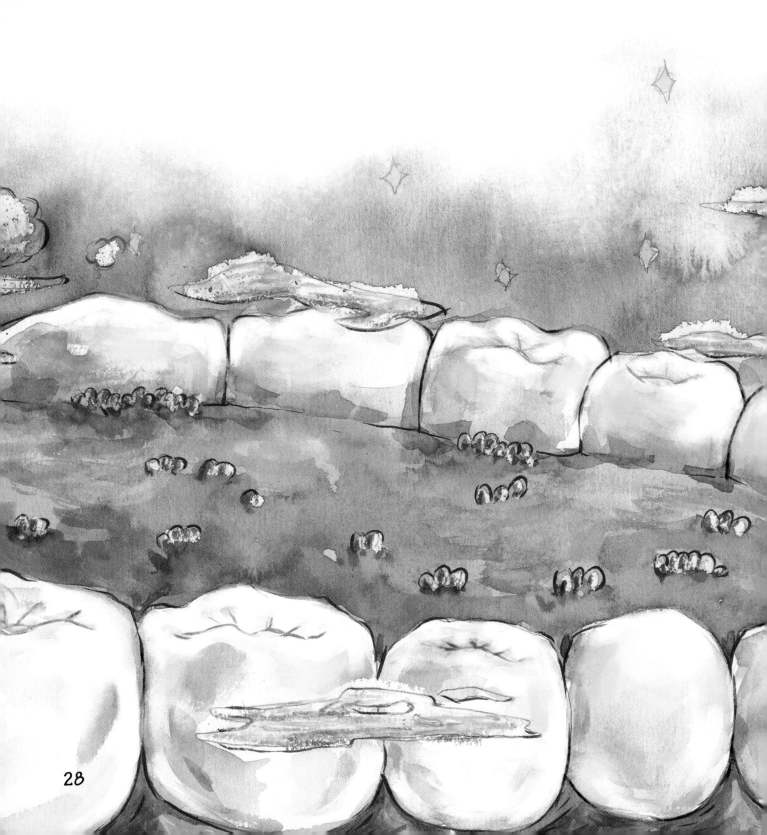

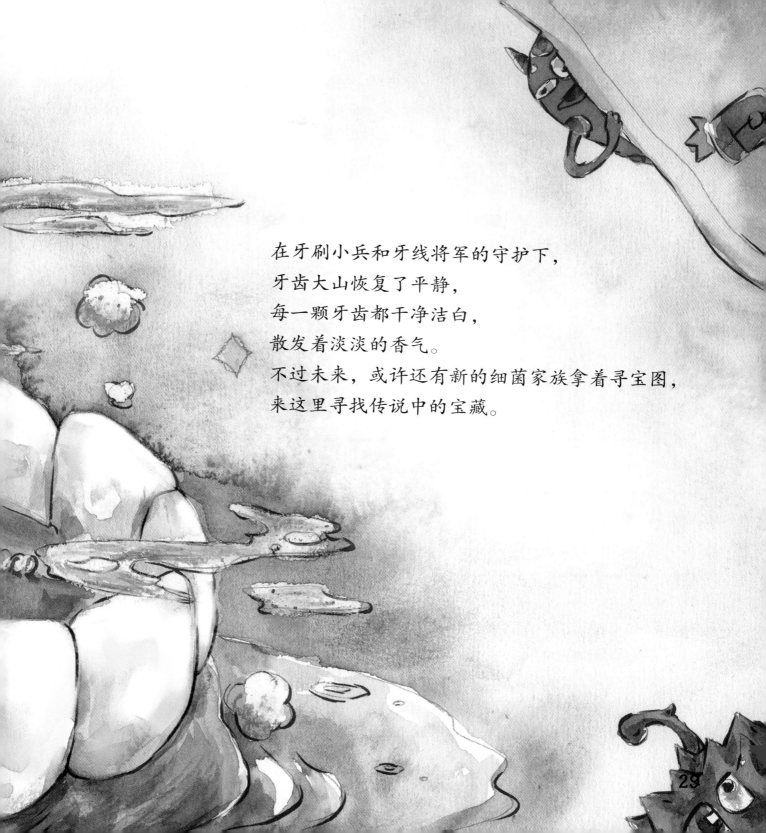

在牙刷小兵和牙线将军的守护下，
牙齿大山恢复了平静，
每一颗牙齿都干净洁白，
散发着淡淡的香气。
不过未来，或许还有新的细菌家族拿着寻宝图，
来这里寻找传说中的宝藏。